OBSERVATIONS

SUR

LES EAUX MINÉRALES

DES PYRÉNÉES.

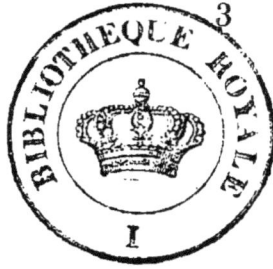

OBSERVATIONS

SUR LES EAUX MINÉRALES DES PYRÉNÉES

ET ANALYSE D'UNE EAU SULFUREUSE

d'Amélie-les-Bains (Arles-les-Bains).

par M. BOUIS , fils, profess. de chimie.

—

(Communiqué à la société des Pyrénées-Orientales , séance de juillet 1839.)

Les applications multipliées des eaux minérales à l'art de guérir ont fait diriger vers leur étude les travaux d'un grand nombre d'expérimentateurs; de cet examen a surgi des questions intéressantes sur leur origine, la manière dont leurs éléments minéralisateurs sont combinés, leur thermalité fixe ou variable, etc. : les sulfureuses principalement sont le sujet de discussions la plupart irrésolues ; et par leur abondance sur quelques lieux, leur composition, leur efficacité thérapeutique dans des cas déterminés, elles méritent à tous égards de fixer l'attention des médecins et des chimistes. C'est afin d'augmenter le faisceau commun qui doit servir à élucider leur histoire, que nous publions quelques uns des résultats obtenus par l'analyse des sources thermales d'Arles.

1*

Le département des Pyrénées-Orientales est relativement à sa petite étendue, l'un des mieux partagés en nombre et en variétés d'eaux minérales, décrites avec ordre et une grande exactitude en 1833 par J. Anglada. Depuis lors de nouvelles recherches avaient amené la connaissance d'autres sources dont j'ai publié l'analyse et qui desservent à Vernet trois beaux établissements, où se réunit annuellement une nombreuse et riche population de baigneurs. Malgré la publicité du traité d'Anglada, qui fut alors la description la plus généralisée des eaux minérales d'une contrée, on trouve sur celles de notre département, dans le rapport fait à l'Académie royale de médecine au nom de la commission des eaux minérales (Paris, J.-B. Baillère, 1838), de grandes omissions que nous croyons devoir signaler, pag. 17 de ce rapport, à la liste alphabétique des eaux minérales de France avec celles des inspecteurs qui les dirigent; on ne cite pas les thermes d'Arles, dont la construction date de la domination des Romains dans les Gaules, où l'on distribue plus de bains que dans la généralité des établissements de France, et où les sources sont remarquables par leur abondance et leur puissance d'action médicale.

Page 42 du même rapport: «Il est demandé des eaux «de Molitg pour les examiner, parce qu'il n'y a pas «d'analyse connue, sauf celle de M. Anglada en 1809.» Il en a été publié une en 1820 par M. Julia Fontenelle; et en 1833, Anglada publie ses laborieuses recherches sur ces mêmes eaux, dans son *Traité des eaux minérales*.

Les sulfureuses pyrénéennes ont des caractères génériques particuliers que l'on retrouve dans celles des extrémités comme dans celles du centre de la chaîne. Ces caractères sont : 1º de sortir du granit ou des variétés de cette roche, et toujours par conséquent des terrains primordiaux ; 2º de présenter un dégagement bulleux de gaz-azote aux sources convenablement disposées ; 3º d'avoir une réaction basique prononcée ; 4º sulfure alcalin pour minéralisateur sulfureux, facilement altéré au contact de l'air ; 5º proportion minime de composés terreux ; 6º proportion abondante de silice, relativement aux autres matériaux ; 7º présence d'une substance combustible azotée, appelée barégine ou glairine ; 8º développement facile sur les points voisins des sources, où coulent ces eaux, d'une matière douce au toucher, filamenteuse d'abord, différemment coloriée ; regardée par les uns comme un dépôt des eaux, par les autres comme une formation organique associée souvent à la substance azotée en dissolution. Cette communauté de caractères des sulfureuses pyrénéennes peut faire admettre que, lorsque la composition chimique de l'une de ces eaux sera exactement définie, on aura des données positives sur la nature des composés minéralisateurs des autres. Les différences d'action thérapeutique qu'on leur attribue doivent donc dépendre essentiellement des proportions variables de leurs éléments sulfureux et alcalins, de leur thermalité au moment de l'emploi et de leur altération plus ou moins profonde par l'air ou le mélange avec d'autres eaux.

Au nombre des caractères des sulfureuses, nous venons de signaler la propriété basique de verdir le sirop de violettes, de ramener au bleu le tournesol rougi par un acide, etc., ce qui provient d'une portion d'alcali dont les réactions ne sont pas neutralisées. Contribuer à résoudre à quel état se trouve cet alcali, est la question qui va nous occuper. M. Longchamp, qui a publié de si importants travaux sur les eaux minérales, a admis le premier que dans les sulfureuses pyrénéennes l'alcali est à l'état caustique ; Anglada combattit cette proposition ; il déduisit de ses expériences que l'alcali y est combiné à l'acide carbonique et cette supposition devint l'opinion la plus accréditée ; enfin M. Fontan, dans une thèse féconde en observations neuves et d'un puissant intérêt, sur les eaux minérales des Pyrénées, publiée en 1838, a avancé, que dans les sulfureuses des Pyrénées l'alcali y est combiné à la silice, en se basant sur cette première idée de M. Longchamp «que toutes les eaux «qui contiennent de la silice donnent avec l'eau de «chaux un silicate de chaux, que beaucoup de person- «nes confondent sur l'apparence avec le carbonate de «chaux». Cette diversité d'opinions sur un fait aussi important dans l'histoire de ces eaux, si peu connues encore et si mal imitées artificiellement, nous a engagé à l'étudier avec quelque persévérance.

Nous posons tout d'abord, comme fait, que dans les Pyrénées-Orientales les sulfureuses contiennent généralement cette proportion d'alcali dont les réactions ne sont pas neutralisées, combinées à de l'acide-silicique et à de l'acide-carbonique.

1re EXPÉRIENCE. — Un flacon à l'émeri de litre a été rempli aux 4/5 à la source avec de l'eau sulfureuse d'Arles ; aussitôt après on a ajouté de l'eau de chaux de

manière à la faire couler par dessus le goulot, et on
a hermétiquement bouché. Le liquide a rapidement
louchi en blanc et il s'en est lentement séparé un
dépôt léger, floconneux. Après douze heures, la séparation est complète. En agitant le vase, le dépôt
se dissémine dans le liquide, d'où il se sépare ensuite
avec rapidité par le repos. Au-dessous de ces flocons
il s'est formé un autre dépôt adhérent au fond du
vase, qui ne devient bien sensible qu'en opérant avec
des flacons allongés, de contenance au moins de
demi litre.

En ajoutant de l'acide sulfurique, étendu de son
volume d'eau, dans le flacon, le dépôt floconneux dis-
paraît sans effervescence, tandis que sur le fond du
vase on voit se développer une multitude de petites
bulles gazeuses qui se détachent et viennent crever
à la surface. Après ce traitement, le liquide présente
souvent une opalité excessivement faible.

2me Expérience.—De l'eau de fontaine et de l'eau
de puits ont été mélangées avec de l'eau de chaux,
comme l'eau sulfureuse, et placées dans les mêmes
circonstances. Les deux premières ont rapidement
louchi et, ont déposé, après une heure, un précipité
floconneux, semblable par les caractères physiques à
celui de l'eau sulfureuse. Ce n'a été qu'après douze
heures de réaction et après avoir agité à plusieurs reprises, que le dépôt, dans les eaux de fontaine et de
puits, a perdu son caractère floconneux pour devenir
granuliforme; celui de l'eau sulfureuse, au contraire,
a conservé son premier aspect. L'acide sulfurique a
dissous les premiers avec production de bulles gazeuses

excessivement divisées dans le liquide. Si on verse l'acide sulfurique dans l'eau de puits ou de fontaine, dès que le précipité floconneux vient de paraître, le gaz développé est alors bien moins sensible.

Ces expériences confirment l'observation de Monsieur Fontan sur la différence des caractères des précipités des sulfureuses mélangées avec de l'eau de chaux, de ceux formés par d'autres eaux, laissant précipiter.alors seulement des carbonates. Mais elles démontrent aussi qu'en faisant agir de l'acide sulfurique sur le dépôt obtenu dans les sulfureuses additionnées d'eau de chaux, il y a dégagement d'un gaz que nous avons reconnu être de l'acide carbonique. Ainsi le précipité qui conserve la forme floconneuse et qui n'adhère pas au vase est du silicate de chaux; celui qui devient granuleux ou qui adhère au fond du vase est du carbonate de chaux.

3me EXPÉRIENCE. — Nous avons préparé avec de la silice pure et de la soude à l'alcool, du silicate qui a été dissous ensuite dans une assez grande quantité d'eau, pour arriver à une réaction basique égale à celle de l'eau sulfureuse d'Arles. Cette dissolution additionnée d'eau de chaux a fourni un précipité floconneux, soluble sans effervescence dans l'acide sulfurique. Si on ajoute avant l'eau de chaux quelques gouttes d'une dissolution de carbonate de soude, le précipité obtenu alors présente les mêmes caractères de celui obtenu avec l'eau sulfureuse naturelle.

Ces essais, pour démontrer l'association de la silice et de l'acide carbonique dans l'eau d'Arles, ont été répétés avec les mêmes résultats sur plusieurs sulfureuses de la même localité et sur celles de Vernet, Molitg, etc. L'eau de chaux, dans ces réactions, agit nettement; les chlorures de calcium et de magnésium, recommandés quelquefois comme donnant des indications analogues, agissent d'une manière vague, irrégulière, sans résultat positif; le chlorure de magnésium principalement.

L'acide carbonique des sulfureuses y existe combiné, comme le démontre l'expérience suivante.

4me EXPÉRIENCE. — Dans un matras d'un litre et demi de capacité on a mis, à la source, un litre d'eau sulfureuse d'Arles. Ce matras a été immédiatement bouché avec un bouchon traversé par deux tubes, l'un droit, terminé en pointe à la partie inférieure et en entonnoir à la partie supérieure; le second tube, deux fois recourbé, plongeait dans un flacon d'eau de barite. On a alors placé le matras sur la flamme d'une lampe à esprit-de-vin; à mesure que la température du liquide s'élevait il se dégageait des bulles gazeuses qui traversaient l'eau de barite sans la troubler; le louchissement n'a pas été plus prononcé en portant le liquide à l'ébullition maintenue pendant un quart d'heure: après cette première période de l'opération, on a introduit dans le matras, par le tube droit, un excès d'acide sulfurique; aussitôt le dégagement à travers l'eau de barite est devenu plus abondant, et cette eau a été rapidement troublée. Donc le gaz qui a réagi sur l'eau de barite, en y produisant un précipité, n'a pu être séparé de l'eau sulfureuse par l'ébullition seule, il a fallu le concours d'un acide pour l'isoler de sa combinaison première. L'eau sulfureuse du matras devint très faiblement opaline après cette addition d'acide; cette opalité nous paraît provenir d'une séparation de silice et non de la décomposition d'un hyposulfite. L'eau de barite, mêlée de son précipité, a été jetée sur un filtre qui permît une filtration rapide; on a lavé à plusieurs reprises avec de l'eau distillée bouillante, en tenant autant que possible l'entonnoir à l'abri de l'air. Ces lavages terminés, on a de suite introduit le filtre, encore humide, sous une cloche pleine de mercure, et sous celle-ci on a fait passer de l'acide sulfurique étendu. Il y a eu aussitôt effervescence et développement d'un gaz dont les caractères sont d'être inodore, d'éteindre une bougie allumée, d'être absorbé en totalité par la potasse caustique, l'ammoniaque, l'eau de chaux, qu'il trouble; c'est donc de l'acide carbonique qui existait à l'état de carbonate dans l'eau sulfureuse d'Arles. La même expérience, renouvelée dans mon laboratoire, avec des eaux sulfureuses d'autres localités du département des Pyrénées-Orientales, a donné les mêmes résultats. Cette manière d'obtenir le gaz carbonique seul, isolé, nous a servi à évaluer sa proportion dans une quantité donnée d'eau sulfureuse; nous l'avons employé de préférence à son évaluation par le poids du précipité baritique, qui peut contenir, dans des cas particuliers, du sulfate ou du sulfite de barite; du moins, en calcinant ce précipité, j'ai une fois obtenu un dégagement de gaz sulfureux. Opérant par ce moyen, nous avons séparé d'un litre d'une eau sulfureuse d'Arles, huit centimètres cubes de gaz acide carbonique, quantité bien minime, comparée même à celle des bonnes eaux de boisson, qui en contiennent habituellement dix centimètres cubes. Cette faible proportion d'acide carbonique a été retrouvée dans les autres sulfureuses. D'où il résulte que nous n'avons compté de carbonate existant dans cette eau, que la quantité représentant ces huit centimètres d'acide; toute la proportion excédante de carbonates trouvés dans le résidu d'évaporation d'un litre d'eau, a pris son acide à l'air, et les bases sont représentées à l'état caustique dans les résultats d'analyse.

Presque toutes les sulfureuses contiennent des traces de potasse; est-ce cet alcali? est-ce la soude qui saturent l'acide carbonique? L'impossibilité de résoudre encore une pareille question, et la soude se trouvant dans toutes les eaux en quantité bien plus grande que la potasse, nous devons admettre que l'acide carbonique est neutralisé par de la soude. Très probablement l'excès de soude et la potasse sont unies à la silice, formant des silicates basiques. C'est du moins à ces alcalis que les eaux sulfureuses doivent la propriété de tenir en dissolution une forte proportion de silice, qui devient en partie insoluble à mesure qu'on les évapore à l'air, et qui peut leur donner de l'opalité après la saturation par un excès d'acide. Ces silicates alcalins ne se trouvant pas toujours dans des rapports semblables d'acide et de base dans les différentes eaux sulfureuses, nous avons porté leurs éléments séparément aux résultats d'analyse.

On trouve encore du carbonate de chaux dans le résidu d'évaporation des eaux sulfureuses. La proportion de ce carbonate est loin de représenter l'acide carbonique reconnu dans la même quantité d'eau, et aussi représentons-nous la chaux de ce carbonate à l'état caustique; il en est ainsi de la magnésie, de l'alumine, de l'oxide de fer dont on trouve des traces appréciables dans les produits d'évaporation de ces eaux, et dont il est impossible de préciser le mode de combinaison au moment où l'eau arrive à la surface du sol.

Après avoir indiqué la présence de carbonates, celle de la chaux, de l'alumine, de l'oxide de fer dans ces sulfureuses, il n'est pas hors de propos de signaler la nature de cristallisations que j'ai abondamment recueillies, en faisant explorer des sources à Amélie-les-Bains.

L'une de ces sources jaillissait d'une veine quartzeuse par trois points différents, à 60 centimètres de distance l'un de l'autre. En la suivant à environ cinq mètres de profondeur, les jets ont varié en nombre et en température. Au résultat, ils ont été plus nombreux, plus abondants et plus chauds. On a reconnu ainsi la roche sillonnéé par des ramifications nombreuses que nous appellerons filons aquifères, et dans ces filons on a trouvé avec profusion des cristallisations qui tantôt les remplissaient partiellement, d'autrefois les obstruaient complètement. Ces cristallisations sont de deux sortes : il y a des cristaux prismatiques aplatis, ressemblant à des fers de lance, directement appliqués sur la protogyne; il y a ensuite une formation feuilletée qui recouvre ces premiers cristaux et qui constitue le dépôt principal.

Les cristaux prismatiques ont une teinte grisâtre; ils rayent le verre : leur poids spécifique est 2,4; ils sont composés de silice, chaux, alumine, oxide de fer et eau. C'est un hydrosilicate de chaux, d'alumine et de fer, qui diffère de l'axinite de l'Oisans, analysé par Vauquelin, en ce qu'il ne renferme pas de manganèse et qu'il contient dix pour cent d'eau.

La cristallisation feuilletée est généralement blanche et luisante; elle se sépare facilement en feuilles, sur lesquelles on découvre souvent des points brillants de fer sulfuré. Cette cristallisation est un mélange, en proportions irrégulières, de carbonate de chaux et d'hydrosilicate de chaux, alumine et fer. On peut attribuer la production de ces masses cristallines à une faible réaction électro-chimique des eaux thermales sur la roche et les eaux étrangères supérieures qui s'infiltrent dans les filons aquifères.

Des concrétions à peu près analogues ont été reconnues sur d'autres points où paraissent des sulfureuses. Anglada, tom. 1, pag. 353, indique des concrétions silico-calcaires aux environs d'une source sulfureuse de Thuès. M. Paillette, ingénieur des mines, a présenté à la Société une cristallisation trouvée dans les fentes du granit d'où s'échappent les eaux de Molitg; *C'est un assemblage de chaux carbonatée translucide, de chaux sulfatée amorphe en petits cristaux lenticulaires et d'un hydrosilicate blanc feuilleté qui présente quelque chose d'élastique dans sa cassure;* enfin j'ai reçu aussi de Molitg divers échantillons de granit, obtenus en excavant des sources et formant la paroi par où s'écoulaient les eaux, sur lesquels s'étaient formés des cristaux spathiques et des concrétions tuberculeuses de carbonate de chaux.

Cette observation de filons aquifères plus ou moins remplis par des cristallisations, produites par l'action d'eaux chaudes et alcalines sur les roches qu'elles traversent, ou sur d'autres eaux qui peuvent s'y mélan-

ger, est une des causes qui explique comment, après
un temps indéterminé, il peut se manifester des modifications dans le volume des sources thermales ;
comment, enfin, un point d'écoulement peut dimi-
nuer, disparaître même dans des circonstances in-
dépendantes des causes extérieures.

La permanence ou la variabilité de température,
des sources est une de ces questions qui ont encore
excité de vives controverses, et sur laquelle il serait
superflu de signaler les faits divers présentés à l'ap-
pui de chaque opinion. Nos observations particulières
nous font admettre que la température des eaux sulfureuses naturelles, ne varie pas d'une manière ap-
préciable après une longue suite d'années. Si plusieurs
observateurs ont trouvé des différences sensibles en
expérimentant sur une même source, cela doit tenir, pour de légères modifications, aux instruments
employés, et plus évidemment pour des écarts de
température d'un à plusieurs degrés, à des chan-
gements dans les points d'émergence des eaux, ou a
des altérations accidentelles des eaux thermales par
d'autres eaux.

Lors des excursions hydrologiques d'Anglada dans
le département , j'observai avec ce savant la température de toutes nos sources; vingt ans plus tard j'ai
pris à plusieurs reprises la température de la généralité des sources thermales d'Arles, celles, par exem-
ple, de Manjolet, du Gros-Escaldadou, à l'ouverture du déversoir d'arrosage , du Petit-Escaldadou,
de Villasèque, etc.; j'ai retrouvé des températures
identiques avec celles données par Anglada dans son
traité. Si quelquefois il y a eu de légères variations
de température observées sur certaines sources, ces

variations étaient occasionées par des mélanges accidentels et momentanés d'eaux étrangères, qui s'infiltrent à la suite de fortes pluies, en suivant les fissures de la roche d'où naissent des sulfureuses.

Les habitants des localités où il y a des eaux thermales ont assez généralement observé, qu'après de violents orages, il y a de ces eaux qui éprouvent momentanément une diminution plus ou moins sensible de température; cette observation est plus généralisée sur celles de ces eaux qu'on applique journellement aux usages domestiques.

L'expérience m'a également démontré en poursuivant des sources dans le rocher, qu'après chaque coup de pic ou de mine qui change le point d'ouverture par où jaillissent les eaux, il y a modification dans leur température; généralement celle-ci augmente à mesure qu'on s'approfondit: il suffit quelquefois de quelques centimètres de différence dans le point d'émergence des eaux pour changer la température de plusieurs degrés; on voit d'après cela, lorsqu'on fait des observations de température de sources, après d'autres expérimentateurs, combien il importe d'être assuré que les températures sont prises au même point, et qu'aucune modification n'a été apportée aux lieux où existent les sources.

Les mêmes travaux de recherche qui ont servi à augmenter la température des eaux sulfureuses naturelles, ont encore pour résultat presque certain d'augmenter le volume de ces eaux.

Si nous admettons que les eaux thermales sulfureuses naturelles, comme le sont généralement celles des Pyrénées, conservent une température constante depuis une époque indéterminée, lorsqu'on les observe dans des circonstances de temps et de position parfaitement identiques, nous devons dire qu'il est d'autres eaux minéralisées à leur apparition à la surface du sol, dont la température est très variable et presque toujours en rapport avec la température atmosphérique.

J'ai observé cette variabilité de température sur les eaux ferrugineuses, dites crénatées, dans lesquelles le fer est associé à des acides organiques, appelés créniques et apocréniques par l'illustre Berzélius qui en a signalé la présence pour la première fois dans les eaux de Porta, fait qui a été ensuite généralisé par M. Fontan sur plusieurs eaux ferrugineuses des Hautes et Basses-Pyrénées.

Les eaux crénatées, que j'ai eu l'occasion d'observer, sont celles d'une source ferrugineuse à Amélie les Bains, située à la droite de la grand'route en montant, sur la rive droite du Mondony, quelques mètres en avant du confluent de cette rivière avec le Tech. La seconde eau crénatée naît à côté de la fontaine d'Amour, aux environs de Perpignan. Sa proximité de la ville, la promenade qui y conduit, nous dirons même la grande quantité de fer qu'elle tient en dissolution, ont contribué à étendre son usage, principalement pendant la belle saison.

Ces deux sources crénatées-ferrugineuses d'Amélie les Bains et de Perpignan donnent, avec le nitrate d'argent, une teinte lie de vin que l'ammoniaque fait virer au brun foncé. L'eau de Perpignan présente ces caractères bien plus prononcés que celle d'Arles.

Voici les observations de leur température.

SOURCES.	DATES des OBSERVATIONS.	TEMPÉRATURE des sources.	TEMPÉRATURE atmosphérique.	TEMPÉRATURE des Eaux de sources employées à la boisson, situées à quelques mètres de distance de l'eau crenatée.
Eau crenatée d'Amélie-les-Bains.	20 mars 1839........	12°5 C.	15° C.	15° C.
	24 juillet 1839.....	19°	21°	16°
	8 août 1839........	19°5	22°	17°
	14 décembre 1839.	12°	9°	15°5
	6 février 1840.....	8°5	7°5	15°
Eau crenatée de Perpignan.	Octobre 1821........	11°5	»	»
	24 juillet 1839.....	19°5	21°5	16°
	10 décembre 1839.	11°	9°	16°
	10 février 1840.....	10°	12°	15°5

Cette température des eaux ferrugineuses dites crenatées, variable avec celle de l'atmosphère, tandis que
les eaux de sources très voisines, employées à la boisson journalière, n'éprouvent pas un pareil change-
ment, fait reconnaître qu'elles sont minéralisées par
leur passage à travers des terrains plus ou moins tourbeux, tout-à-fait superficiels. L'eau, en les traversant,
doit y puiser l'acide organique qui peut être originai-
rement l'acide ulmique ou gëique tenant en dissolution l'oxide de fer. Au-dessus de la source crenatée
d'Amélie-les-Bains se trouve une prairie continuelle-
ment humectée par des eaux qui arrivent des terrains
plus élevés. L'eau crenatée de Perpignan, naît également au pied d'une prairie, réunissant les conditions
favorables à la formation des produits tourbeux.

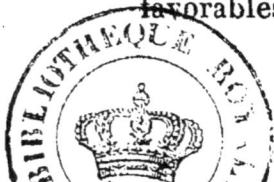

2

Je ne doute nullement, d'après la connaissance des localités, que d'autres eaux ferrugineuses du département ne soient également crenatées ; je citerai, entr'autres, celles de Mont-Louis et de Vinça, qui naissent dans des prairies autour de ces deux villes.

D'après ces faits, il conviendra de subdiviser les eaux ferrugineuses comme les eaux sulfureuses, en eaux naturelles et eaux accidentelles ; les eaux ferrugineuses naturelles peuvent être carbonatées ou sulfatées, les eaux ferrugineuses accidentelles seront les eaux crenatées.

EAU SULFUREUSE D'AMÉLIE-LES-BAINS

(Arles-les-Bains).

Les thermales sulfureuses sont très multipliées à Amélie-les-Bains; elles naissent toutes au pied des deux faces Nord et Est d'un promontoire qui termine la montagne appelée *Serrat den Merle*, dont un des sommets est occupé par le fort des Bains. Cette montagne, qui forme l'une des extrémités des terrains primordiaux, est essentiellement composée vers sa base par un granit talcqueux, feldspathique, véritable protogyne avec du fer sulfuré disséminé et des veines quartzeuses. Ces eaux sont les dernières sulfureuses des Pyrénées en se dirigeant vers l'orient et par conséquent les plus rapprochées de la Méditerranée. Elles sourdent au pied d'un des contreforts de cette partie de la chaîne pyrénéenne qui va se lier directement au Canigou par Costabona, et c'est sous ce dernier mont que surgissent les eaux de la Preste.

Arles et La Preste , les seuls foyers d'eaux thermales dans la vallée du Tech, sont situées presque à ses deux extrémités. La Preste, non loin de sa partie supérieure; Amélie-les-Bains, non loin de son embouchure, à une hauteur barométrique de 222 mètres. Cette position peu élevée donne à cette commune une température moyenne peu au-dessous de celle de Perpignan qui est de 14°5 C. Aussi les eaux d'Arles sont-elles utilisées presque avec autant de succès en hiver qu'en été.

Les géologues admettent que le mont Canigou est le résultat d'un soulèvement postérieur à celui de la chaîne générale des Pyrénées ; sa position avancée peut le faire comparer à un promontoire placé au fond du bassin formé par la plaine du Roussillon. Il est à observer que c'est autour du Canigou, mais sur les faces opposées de ses vallées, que surgissent la généralité des sources thermales des Pyrénées-Orientales. A l'Est, Arles ; au Sud, La Preste ; vers l'Ouest, Vernet et l'agglomération de Nyer, Canaveillas, Thuès, Saint-Thomas ; au Nord, Molitg et Vinça.

En voyant ces sources ceindre le Canigou, excepté dans la partie Sud-Ouest, par laquelle il se lie directement à la chaîne générale des Pyrénées, et considérant encore que ces sources ne jaillissent pas des flancs mêmes de cette montagne, mais des faces opposées, on doit croire qu'il y a coexistence entre l'apparition de ces sources et l'époque du soulèvement du Canigou. Celles des Escaldas, dans la Cerdagne, dont le plateau forme la partie haute du département, sont trop subordonnées aux terrains qui les environnent, pour ne pas croire qu'elles dépendent de la partie centrale de la chaîne pyrénéenne et par-conséquent contemporaines des premiers soulèvements de cette

2*

chaîne, et antérieures à nos autres sources sulfureuses.

Les eaux de Molitg, Vernet, Arles, m'ont présenté une minime proportion de leur alcali, combiné à de l'acide carbonique ; M. Fontan n'a pas trouvé de l'acide carbonique dans les sulfureuses des Hautes et Basses Pyrénées. Afin d'éclairer la cause de cette divergence, il sera convenable d'entreprendre quelques recherches sur les eaux des Escaldas, et si on n'y rencontre pas de l'acide carbonique, on pourra alors en déduire que le soulèvement du Canigou a modifié la composition des eaux sulfureuses qui l'entourent, de manière à ce que l'acide carbonique soit devenu un de leurs éléments au moment de leur apparition à la surface. Notre département est au reste le seul des départements pyrénéens où l'on ait signalé jusqu'à présent des eaux acidules carbonatées. Si de nouvelles observations parviennent à établir des rapports d'origine ou de minéralisation entre les eaux sulfureuses pyrénéennes et les gisements métallifères, constatons que celles de Nyer, Tuès, Canaveillas sont attenantes aux grands filons cuivreux de Canaveillas, peu éloignés de ceux de Caransac ; qu'autour de La Preste les affleurements de cuivre pyriteux et de minerais arsenicaux y sont nombreux ; qu'aux environs d'Arles les galènes et des masses de fer pyriteux sont reconnues sur divers points, et que la montagne schisteuse sur laquelle est construit le fort des Bains, venant immédiatement après la roche d'où naissent les eaux chaudes, est imprégnée de fer sulfuré ; enfin que Vernet, Molitg, Vinça, sont à peu de distance de ce barrage de fer et de plomb en divers endroits, qui borde le Canigou au Nord et à l'Est ; barrage qui

commence à Sahorre, se continue par Fillols et Balles-
tavy, pour se terminer à l'Est à Batère.

Anglada a signalé quatorze sources sulfureuses à
Arles : huit de ces sources naissent sur la face Nord
de la montagne dite *Sarrat den Merle*, les six autres
paraissent sur la face Est et sur la rive gauche du
Mondony. Les huit premières sont ainsi désignées
dans le *Traité des Eaux minérales des Pyrénées-Orientales :* Grande Source ou Gros-Escaldadou (61°25 C),
Petit-Escaldadou (62°88), Source Comes (60°), Source
du bain des cochons (61°), Source du réservoir de ré-
frigération (61°5), Fontaine chaude de la place (59°38),
Fontaine Manjolet (42°5), Source Llory (33°75); les six
dernières sont : la Source du jardin Noguères (45°),
Source Villesèque (60°37), Source de la grotte (56°25),
Sources de la rigole, comprenant trois points d'écoulement, (31°88), (46°25), (59°37), Source.... (43°75),
Source Pascalone ou de la Cascade (56°25). Depuis
cette publication d'Anglada, on a reconnu d'autres
sources, avec la possibilité de les augmenter, qui se
trouvent sur une même propriété avec les six dernières que nous venons d'énumérer.

Toutes ces eaux sont décidément sulfureuses; leur
volume réuni est immense ; le Grand - Escaldadou
fournit à lui seul 715 litres 20 à la minute : Anglada,
tome II, page 80, dit que c'est à peine le quart du
liquide thermal qu'il serait facile d'utiliser; aussi
avons nous dit, dans une autre circonstance, qu'à
juste titre, les eaux d'Arles, si riches en principes
minéralisateurs, doivent être rangées parmi les plus
abondantes des Pyrénées et même de la France, en
égard surtout à ce que, peut-être nulle part comme
à Arles, elles sont aussi rapprochées, aussi faciles à

réunir presque toutes, aussi abordables pour leur donner une destination utile.

Les sources non désignées par Anglada sont sur la face Nord du *Sarrat den Merle ;* l'une d'elles jaillit un peu au-dessus du grand bassin naturel du Mondony, au confluent du ravin des bains alimenté par les eaux chaudes, et de la rivière de Mondony au-dessous de la cascade. L'eau de cette source s'échappe avec force par une ouverture d'environ dix centimètres de diamètre ; sa température a été évaluée à 46°25 C. A côté sont des suintements sulfureux, reconnus à la traînée blanche qui se manifeste à leur passage. Cette source, que nous avons appelée Source du Bassin, exigerait quelques travaux d'art pour être facilement utilisée.

A plusieurs mètres plus haut, en remontant le ravin des Bains, on a fait jaillir, en perforant simplement avec une tarière, une eau sulfureuse, à une température de 43°5, que nous distinguons par le nom de Source du Ravin. Cette eau est onctueuse à la peau ; utilisée en boisson par plusieurs personnes, dès le premier jour où elle a paru, elle a joui de la faculté d'être digérée facilement par l'estomac.

A trois mètres au-dessus de cette seconde source, en remontant toujours le ravin, de très faibles suintements sulfureux à la surface de la roche, firent entreprendre quelques recherches. On commença à ouvrir une galerie dans cette roche, qui fit immédiatement trouver au pied des travaux un jet d'eau sulfureuse avec une température de 38° C. Diverses circonstances firent arrêter cette recherche, qui n'a pas été reprise ; nous appellerons ce troisième jet, Source de la galerie. La source dont nous allons

présenter la composition est celle désignée par Anglada (Tome II, page 69.) Source du jardin Noguères; elle est actuellement appelée Source Amélie,
à cause du nom nouveau conféré à Amélie-les-Bains,
précédemment appelé Arles-les-Bains, Bains-sur-
Tech, Bains-d'Arles. Cette source naît au-dessus
du Mondony et du ravin des Bains, à trente mètres
environ du confluent de ces deux cours d'eau, à
l'Est du Grand-Escaldadou et au Sud-Est de l'ancien
établissement. Elle est au Nord d'une propriété for-
mée par des jardins en terrasse, vignes, oliviers, etc,
traversée par la promenade conduisant à la gorge de
Montalba, où l'on pénètre par une ouverture d'un
mètre de large, pratiquée dans le roc appelé rocher
Castellane. A quelques mètres au-delà de ce roc, en
suivant un sentier périlleux, de 50 à 60 centimètres
de large, ayant à sa droite la roche perpendiculaire et
à sa gauche des gouffres profonds sur lesquels coule le
Mondony, on trouve la grande cascade dite douche
d'Annibal. Les eaux de cette cascade tombent dans
un gouffre qui, d'après les traditions du pays, aurait
une profondeur de 15 mètres (neuf tirandes). Cette
cascade coule le long d'une antique construction
ou muraille composée de chaux et de fragments
caillouteux, aussi dure actuellement que la roche
sur laquelle elle s'appuie. Tout fait présumer que
cette muraille, appelée souvent par tradition muraille d'Annibal, est une construction romaine, élevée lors de la fondation des thermes actuels, pour
servir de barrage aux eaux de la rivière, et les ame-
ner à ces thermes, pour tempérer dans certaines circonstances la chaleur trop intense des sources thermales, ou même pour y être employées en bains froids.

La coupure faite au rocher Castellane, qui ferme l'entrée de la gorge, paraît avoir été également pratiquée pour donner passage aux eaux de la rivière qu'on voulait conduire aux thermes. On voit encore de chaque côté de la gorge où s'appuient les restes de la muraille d'Annibal, des rainures qui doivent avoir reçu des madriers en bois dur, pour former l'encadrement dans lequel a été jeté le mélange hydraulique qui, en durcissant, a donné cette construction remarquable toujours par sa position et sa solidité.

Des eaux froides, tirées du Mondony, sont encore conduites au village des Bains, où elles alimentent seulement une fontaine située sur la place. On les prend à un point plus élevé que la muraille d'Annibal, en remontant la gorge. Celle-ci, à partir du rocher Castellane, et sur une longueur de plus de 300 mètres, est une coupure à pic de 10 à 20 mètres de large et d'environ 200 mètres de haut, dont le fond ne reçoit le soleil que lorsque ses rayons sont presque perpendiculaires, et qui isole la montagne des Bains de la chaîne inférieure longeant la haute chaîne des Pyrénées, en se dirigeant sur Reynès et Céret. Après avoir dépassé cette gorge, on pénètre dans la vallée de Montalba, ou bien, en continuant à suivre un sentier qui tourne à droite, on parvient au fort qui domine les Bains.

La hauteur des côtés de la gorge de Montalba, leur rapprochement, leur parallélisme sont un témoignage irrécusable des grandes révolutions qu'a subies la surface du globe après sa première consolidation. A côté de cette coupure paraît l'immense volume d'eaux thermales d'Arles, comme à côté du déchirement formant les *Graus* d'Olette (marches d'Olette) on trouve les eaux si chaudes et si abondantes de Nyer, Tuès, Canaveillas. Les eaux chaudes de Vernet ont derrière elles les précipices profonds de St.-Martin, et en avant l'ouverture de Villefranche. Citons encore la séparation de la *Fou*, à côté de St.-Paul, qui doit correspondre avec celle de St.-Antoine de Galamus, par où l'Agly pénètre dans ce département; et au pied de la *Fou*, sur la rive gauche de l'Agly, jaillit une source abondante, à 27° C., température supérieure à celle des sources à plusieurs lieues de distance. Nous faisons ces rapprochements pour arriver à cette probabilité, que l'apparition des eaux chaudes n'a pu, le plus habituellement, se produire qu'à la suite de quelque grande secousse générale ou partielle du globe : en admettant, comme nous l'avons fait, la supposition que la généralité de nos eaux thermales sont un des effets du soulèvement du Canigou, on peut encore rapporter à la même cause les grandes déchirures qui avoisinent ces eaux. Ce soulèvement a encore donné le moyen d'expliquer le redressement et l'inclinaison de quelques-uns de nos terrains tertiaires et d'alluvion.

La Source Amélie, située sur un lieu élevé, domine la vallée des Bains, clôturée dans le fond par le village de Palalda, bâti en amphithéâtre, au-dessous duquel coule le Tech, bordé d'une riche et brillante végétation. Elle réunit à un joli point de vue le voisinage de lieux frais, abrités, presque toujours sous l'influence de brises légères, qui s'établissent, pendant les chaleurs, en remontant la vallée jusqu'après la gorge de Montalba.

L'eau de cette source avait précédemment jailli d'une veine quartzeuse, par trois ouvertures, à 60 centimètres l'une de l'autre. Chacun de ces jets avait une chaleur différente; dans le traité d'Anglada, la température de cette eau est à 45° C., c'était celle du jet le plus chaud; elle était alors souvent utilisée en boisson par les habitants. Elle développait des glaires blanches sur son canal, et son caractère sulfureux était très décidé (Ang., Tom. II, p. 70). Afin de réunir ces trois jets on a creusé le rocher à une profondeur de quatre mètres; on a toujours rencontré des jets rapprochés, mais isolés, qui ont augmenté en nombre, et tous avec des températures différentes, qui ont encore varié pour chacun à mesure qu'on s'est approfondi. C'est en faisant cette exploration qu'on a trouvé ces cristallisations d'hydrosilicate de chaux, d'alumine, de fer et de carbonate de chaux, déjà signalées.

La cavité pratiquée en approfondissant la Source Amélie, sera facilement convertie en un grand réservoir; il suffira d'élever un mur sur le côté Est. Du sol de cette cavité sourdent divers jets, irrégulièrement accompagnés d'un dégagement bulleux de gaz azote. Le jet le plus chaud a présenté une température de 55° C., et la moyenne de la température, prise à l'extrémité du canal par où se déverse toute l'eau, a été trouvée à 42°5 C. (34° R.). Le fond du bassin et le canal d'écoulement se tapissent, peu après avoir été nettoyés, de filaments alongés, ayant la forme de tubes cylindriques, transparents, sans couleur. A mesure que l'agglomération de ces filaments augmente, la transparence diminue et la masse devient blanche, opaque. Ceux à la sortie des jets les plus chauds, acquièrent une couleur jaune-rougeâtre; enfin, après quelques jours, tous ces filaments en dehors d'un

petit rayon autour des points de sortie des eaux,
prennent, à la partie supérieure, une teinte verte
plus ou moins intense ; alors l'organisation cylin-
drique a disparu et la masse verte a de l'analogie
avec les produits verdâtres qui se développent sur
certaines eaux stagnantes. Nous adopterons le nom
de sulfuraire, proposé par M. Fontan, pour désigner
ces formations des eaux sulfureuses, regardées assez
généralement aujourd'hui comme ayant une origine
organique. Nous faisons observer, à ce sujet, que
nous avons recueilli des productions verdâtres, dé-
veloppées sous le courant des eaux de plusieurs fon-
taines artésiennes de Toulouges, immédiatement sur
les points où ces eaux débouchent sur le sol ; et ces
dépôts verdâtres ont une composition organique azotée, analogue à celle des sulfuraires.

La modification de couleur des sulfuraires est in-
fluencée par la chaleur des eaux, par l'air et la lu-
mière ; la teinte verte paraît dépendre aussi du mélange d'eaux froides arrivant des parties supérieures
du sol. L'eau de la Source Amélie est dans des conditions favorables pour activer le développement de
la sulfuraire ; j'ai vu peu de sources en jouir au même degré. On en voit encore la preuve à la grotte
den Carboneill, située au-dessous, et alimentée par la
même veine fluide, comme diverses observations ont
pu nous en convaincre. Cette eau est transparente,
sans couleur, elle ne louchit pas par l'action de l'air ;
son odeur sulfureuse est peu intense, comme les eaux
sans acide hydrosulfurique libre ; mais sa saveur,
analogue à celle des œufs durcis, est fortement dé-
veloppée. Son poids spécifique est de 10002, l'eau
distillée étant 10000 ; elle est onctueuse à la peau,

employée en bains; cette propriété est sensible en y plongeant seulement les mains. Ses caractères génériques sont ceux des eaux sulfureuses naturelles des Pyrénées; sa réaction basique est très décidée, et cette faculté dans les eaux de cette nature est, à ce que l'expérience m'a démontré, plus en rapport avec la propriété onctueuse que la proportion de glairine ou barégine en dissolution; d'où pour arriver à l'imitation, toujours imparfaite, des eaux sulfureuses pyrénéennes, il faut donner de l'onctuosité aux eaux artificielles avec de l'alcali et non avec la gélatine employée à cet effet, sur cette supposition que cette propriété des eaux naturelles était due au composé azoté qu'elles renferment.

L'eau Amélie, mêlée à un sixième d'eau de chaux, dans un flacon bouché à l'émeri, louchit presqu'instantanément; après douze heures il s'est formé un précipité floconneux non adhérent et une mince couche adhérente au fond du flacon; en ajoutant alors dans le flacon un excès d'acide sulfurique, le précipité floconneux se dissout sans effervescence, c'est du silicate de chaux; le dépôt adhérent se dissout en dégageant de petites bulles qui paraissent se détacher du fond du flacon, c'est du carbonate de chaux.

Cette eau a été analysée comme il suit: l'acide carbonique a été dégagé par un acide puissant et l'ébullition; il a traversé de l'eau de barite qui a fourni un précipité, décomposé ensuite par un acide, sous une cloche remplie de mercure; en dernier résultat on a obtenu huit centimètres cubes de gaz acide carbonique. Le principe sulfureux a été évalué en mêlant à l'eau, placée dans des flacons à l'émeri, du nitrate d'argent et sursaturant avec de l'ammoniaque. Après vingt-quatre heures de repos, on décantait le liquide clair, on jetait le dépôt sur un filtre et on lavait avec de l'eau ammoniacale. Le poids du sulfure d'argent servait à calculer la proportion de soufre; dans certaines circonstances, nous avons transformé ce sulfure d'argent en nitrate et nous avons précipité par une dissolution de chlorure de sodium, titrée au décime; d'autres fois nous l'avons coupellé à une basse température; nous avons souvent reconnu qu'en multipliant les expériences nous multiplions les causes d'erreur et que la première opération, suivie avec soin, pouvait donner des résultats plus prompts et aussi exacts que par la transformation en nitrate ou la coupellation.

Le résidu d'évaporation d'une quantité donnée d'eau a été successivement traité par l'alcool, l'eau, l'acide acétique faible, l'acide chlorhydrique. Toutes les bases du résidu, moins le chlorure de sodium, une partie du sulfate de soude, le sulfate de chaux et la quantité de soude nécessaires pour saturer les huit centimètres cubes d'acide carbonique, ont été calculées à l'état caustique. Très probablement l'eau, dans son état naturel, ne renferme point du sulfate de chaux, nous avons cru néanmoins devoir indiquer la proportion de ce sel, telle que nous l'avons obtenue.

1000 grammes d'eau donnent 0,08 sulfure d'argent, qui représentent 0,02536 sulfure de sodium; huit centimètres cubes acide carbonique, séparés de cette quantité d'eau, ou 0,0158374 acide, donnent 0,038236 de carbonate de soude. La proportion de glairine ou barégine a été appréciée par la calcination du résidu, préalablement bien desséché.

Mille grammes d'eau ont fourni :

Sulfure de sodium........	0,02536 grammes.
Carbonate de soude..	0,03823
Soude.......................	0,02462
Potasse.......................	0,00612
Silice.......................	0,08900
Sulfate de soude..........	0,02300
Sulfate de chaux..........	0,00600
Chlorure de sodium......	0,04210
Chaux.......................	0,00540
Magnésie, fer, alumine,	traces.
Matière azotée.............	0,01400

Si on remarque des modifications dans nos résultats d'analyse comparés à ceux d'autres sulfureuses de la même localité, publiés dans le traité d'Anglada, cela provient, non d'une différence essentielle de composition chimique, qui ne paraît pas exister au griffon des sources, mais à la manière particulière de déduire les conséquences des opérations, en s'appuyant sur de nouvelles considérations, amenées par les progrès de la science : probablement d'autres expérimentateurs viendront plus tard modifier nos résultats.

La plus grande masse des eaux sulfureuses d'Amélie-les-Bains est utilisée, d'après la tradition, depuis une époque très reculée, et encore actuellement dans des thermes construits par les Romains. Ces thermes, très favorablement situés pour ces dominateurs de la Gaule et de l'Espagne, se trouvent en effet à la frontière de ces deux pays, et à une lieue d'un embranchement de la grande voie romaine, qui traversait le Tech un peu au-dessus du pont actuel de Céret. De nos jours, il ne reste de ces anciennes constructions

affectées au service des malades, que la grande pis-
cine, quelques bâtiments qui l'environnent; le sur-
plus de l'édifice a été détruit par le temps, si l'on en
juge par les anciennes fondations qu'on découvre sur
plusieurs points dans la commune et le long du ravin des Bains. Carrère et Anglada, chacun dans son
traité des Eaux du Roussillon, se sont occupés de
cette antiquité des thermes d'Arles; MM. Leveillé,
ingénieur en chef et Jaubert de Passa ont fait également à ce sujet des recherches fort intéressantes.

Un si grand développement donné dès l'origine à
un établissement disposé pour utiliser ces Eaux, est
une preuve concluante pour démontrer que leur efficacité médicale était alors aussi bien constatée par
l'expérience, qu'elle l'a été de nos jours. Il est rare,
en effet, que dans des cas bien déterminés, et en
les employant avec les précautions convenables, elles
n'aient agi selon les vues des médecins. Nous trou-
vons dans le traité d'Anglada (Tom. II, pag. 394) un
tableau comparatif des traitements des militaires à
Barèges et à Arles, et d'après ce tableau la compa-
raison est en faveur de ces derniers Bains. Voici comment s'exprime encore Anglada, p. 449. « La grande
« supériorité reconnue aux eaux d'Arles toutes les fois
« qu'il s'agit de déployer de puissants effets d'excita-
« tion, de secouer le système, d'attaquer des rhuma-
« tismes tenaces, de combattre les accidents consé-
« cutifs des blessures, pourvu qu'ils n'intéressent
« directement aucun viscère délicat, me semble se
« rattacher principalement à l'intensité des tempé-
« ratures avec lesquelles on peut les mettre en jeu.
« Si elles sont moins propres que d'autres au traite-
« ment des affections herpétiques, c'est que la né-

« cessité d'un long refroidissement a dissipé, à peu
« près, leurs matériaux sulfureux. »

Cette citation résume ce qui était et ce qui man-
quait aux Bains d'Arles; on pourra actuellement en
étendre les applications ou en diversifier les applications. 1° En diminuant la température des Eaux sans
leur laisser éprouver l'action de l'air; 2° en utilisant
les Eaux que nous avons indiquées, sortant de la roche avec une température inférieure aux sources les
plus anciennement employées. Cette faculté d'avoir
sur une même localité des Eaux avec des températures et des caractères sulfureux variables à volonté,
doit contribuer à les faire arriver au point de prospé-
rité auquel elles sont de nouveau appelées à parvenir.
Peu de positions réunissent encore comme Amélie-
les-Bains l'immense volume de ses Eaux thermales,
un climat qui permet l'usage des Eaux les douze mois
de l'année, des approvisionnements abondants, un
abord également proche et facile d'Espagne, de Port-
Vendres, de Perpignan, d'où l'on arrive par les voi-
tures publiques ou par les relais de poste.

Imprimerie de J.-B. Alzine,
à Perpignan.—1841.

www.ingramcontent.com/pod-product-compliance
Lightning Source LLC
Chambersburg PA
CBHW070741210326
41520CB00016B/4542